conserver la couverture

Eau de Saint-Martial

Domaine de Royère-Bonnac (Haute-Vienne)

CARNET DE BONS

ENTREPÔT GÉNÉRAL : 29, Quai Valmy, Paris

SAINT-MARTIAL

EXTRAITS & ANALYSE SUR L'EAU DE SAINT-MARTIAL

Par M. le Professeur Armand GAUTIER, de l'Académie de Médecine

Par sa pureté remarquable, l'Eau de SAINT-MARTIAL peut être placée en tête des meilleures Eaux de table.

Elle permet le lavage des **reins** et du sang et devient un des meilleurs adjuvants dans le traitement la **goutte**, de la **gravelle**, des affec- s du **foie**, et, en général, de **ritisme**.

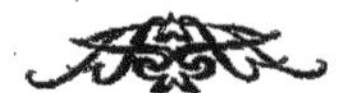

ANALYSE CHIMIQUE PAR LITRE

Silicate de Soude	0ᵍ 0112
— de Potasse	0 0007
Chlorure de Sodium	0 0018
— de Magnésium	0 0054
Sulfate de Chaux	0 0013
Carbonate de Chaux	0 0002
Oxyde de fer Manganèse	0 0002
Acide Phosphorique	0 00004
Silices ou Bisilicates	0 0030
Matières Organiques.	Traces
Nitrates Fluor	
Par Litre	0ᵍ 0238

SA RICHESSE EN GAZ

Acide Carbonique	4ᵏ 6
Oxygène	12 74
Azote et Argon	36 70

EXTRAITS & ANALYSE SUR L'EAU DE SAINT-MARTIAL

Par M. le Professeur Armand GAUTIER, de l'Académie de Médecine

Par sa pureté remarquable, l'Eau de SAINT-MARTIAL peut être placée en tête des meilleures Eaux de table.

Elle permet le lavage des **reins** et du sang et devient un des meilleurs adjuvants dans le traitement de la **goutte**, de la **gravelle**, des affections du **foie**, et, en général, de l'**arthritisme**.

ANALYSE CHIMIQUE PAR LITRE

Silicate de Soude	0ᵍ 0112
— de Potasse	0 0007
Chlorure de Sodium	0 0018
— de Magnésium	0 0054
Sulfate de Chaux	0 0013
Carbonate de Chaux	0 0002
Oxyde de fer Manganèse	0 0002
Acide Phosphorique	0 00004
Silices ou Bisilicates	0 0030
Matières Organiques	Traces
Nitrates Fluor	Traces
Par Litre	0ᵍ 0238

SA RICHESSE EN GAZ

Acide Carbonique	4ᵍ 6
Oxygène	12 74
Azote et Argon	36 70

EXTRAITS & ANALYSE SUR L'EAU DE SAINT-MARTIAL

Par M. le Professeur Armand GAUTIER, de l'Académie de Médecine

Par sa pureté remarquable, l'Eau de SAINT-MARTIAL peut être placée en tête des meilleures Eaux de table.

Elle permet le lavage des **reins** et du sang et devient un des meilleurs adjuvants dans le traitement de la **goutte,** de la **gravelle,** des affections du **foie,** et, en général, de l'**arthritisme.**

ANALYSE CHIMIQUE PAR LITRE

Silicate de Soude	$0^g\,0112$
— de Potasse	0 0007
Chlorure de Sodium	0 0018
— de Magnésium	0. 0054
Sulfate de Chaux	0 0013
Carbonate de Chaux	0 0002
Oxyde de fer Manganèse	0 0002
Acide Phosphorique	0 00004
Silices ou Bisilicates	0 0030
Matières Organiques	Traces
Nitrates Fluor	
Par Litre	$0^g\,0238$

SA RICHESSE EN GAZ

Acide Carbonique	$4^g\,6$
Oxygène	12 74
Azote et Argon	36 70

EXTRAITS & ANALYSE SUR L'EAU DE SAINT-MARTIAL

Par M. le Professeur Armand GAUTIER, de l'Académie de Médecine

Par sa pureté remarquable, l'Eau de SAINT-MARTIAL peut être placée en tête des meilleures Eaux de table.

Elle permet le lavage des **reins** et du sang et devient un des meilleurs adjuvants dans le traitement de la **goutte**, de la **gravelle**, des affections du **foie**, et, en général, de l'**arthritisme**.

ANALYSE CHIMIQUE PAR LITRE

Silicate de Soude.	0ᵍ 0112
— de Potasse	0 0007
Chlorure de Sodium.	0 0018
— de Magnésium.	0 0054
Sulfate de Chaux.	0 0013
Carbonate de Chaux.	0 0002
Oxyde de fer Manganèse	0 0002
Acide Phosphorique.	0 00004
Silices ou Bisilicates	0 0030
Matières Organiques.	Traces
Nitrates Fluor	
Par Litre.	0ᵍ 0238

SA RICHESSE EN GAZ

Acide Carbonique.	4ᵍ 6
Oxygène	12 74
Azote et Argon	36 70

EXTRAITS & ANALYSE SUR L'EAU DE SAINT-MARTIAL

Par M. le Professeur Armand GAUTIER, de l'Académie de Médecine

Par sa pureté remarquable, l'Eau de SAINT-MARTIAL peut être placée en tête des meilleures Eaux de table.

Elle permet le lavage des **reins** et du sang et devient un des meilleurs adjuvants dans le traitement de la **goutte,** de la **gravelle,** des affections du **foie,** et, en général, de **l'arthritisme.**

ANALYSE CHIMIQUE PAR LITRE

Silicate de Soude.	0^g 0112
— de Potasse	0 0007
Chlorure de Sodium.	0 0018
— de Magnésium.	0 0054
Sulfate de Chaux.	0 0013
Carbonate de Chaux.	0 0002
Oxyde de fer Manganèse	0 0002
Acide Phosphorique.	0 00004
Silices ou Bisilicates	0˙0030
Matières Organiques.	Traces
Nitrates Fluor	Traces
Par Litre.	0^g 0238

SA RICHESSE EN GAZ

Acide Carbonique.	4^g 6
Oxygène	12 74
Azote et Argon	36 70

EXTRAITS & ANALYSE SUR L'EAU DE SAINT-MARTIAL

Par M. le Professeur Armand GAUTIER, de l'Académie de Médecine

Par sa pureté remarquable, l'Eau de SAINT-MARTIAL peut être placée en tête des meilleures Eaux de table.

Elle permet le lavage des **reins** et du sang et devient un des meilleurs adjuvants dans le traitement de la **goutte,** de la **gravelle,** des affections du **foie,** et, en général, de l'**arthritisme.**

ANALYSE CHIMIQUE PAR LITRE

Silicate de Soude.	0^g 0112
— de Potasse	0 0007
Chlorure de Sodium.	0 0018
— de Magnésium.	0 0054
Sulfate de Chaux.	0 0013
Carbonate de Chaux.	0 0002
Oxyde de fer Manganèse	0 0002
Acide Phosphorique.	0 00004
Silices ou Bisilicates	0 0030
Matières Organiques.	} Traces
Nitrates Fluor	
Par Litre.	0^g 0238

SA RICHESSE EN GAZ

Acide Carbonique.	4^s 6
Oxygène	12 74
Azote et Argon	36 70

EXTRAITS & ANALYSE SUR L'EAU DE SAINT-MARTIAL

Par M. le Professeur Armand GAUTIER, de l'Académie de Médecine

Par sa pureté remarquable, l'Eau de SAINT-MARTIAL peut être placée en tête des meilleures Eaux de table.

Elle permet le lavage des **reins** et du sang et devient un des meilleurs adjuvants dans le traitement de la **goutte**, de la **gravelle**, des affections du **foie**, et, en général, de l'**arthritisme**.

ANALYSE CHIMIQUE PAR LITRE

Silicate de Soude.	0^g 0112
— de Potasse	0 0007
Chlorure de Sodium.	0 0018
— de Magnésium.	0 0054
Sulfate de Chaux.	0 0013
Carbonate de Chaux.	0 0002
Oxyde de fer Manganèse	0 0002
Acide Phosphorique.	0 00004
Silices ou Bisilicates	0 0030
Matières Organiques.	Traces
Nitrates Fluor	Traces
Par Litre	0^g 0238

SA RICHESSE EN GAZ

Acide Carbonique.	4^g 6
Oxygène	12 74
Azote et Argon	36 70

EXTRAITS & ANALYSE SUR L'EAU DE SAINT-MARTIAL

Par M. le Professeur Armand GAUTIER, de l'Académie de Médecine

Par sa pureté remarquable, l'Eau de SAINT-MARTIAL peut être placée en tête des meilleures Eaux de table.

Elle permet le lavage des **reins** et du sang et devient un des meilleurs adjuvants dans le traitement de la **goutte**, de la **gravelle**, des affections du **foie**, et, en général, de l'**arthritisme**.

ANALYSE CHIMIQUE PAR LITRE

Silicate de Soude.	$0^g 0112$
— de Potasse	0 0007
Chlorure de Sodium.	0 0018
— de Magnésium.	0 0054
Sulfate de Chaux.	0 0013
Carbonate de Chaux.	0 0002
Oxyde de fer Manganèse	0 0002
Acide Phosphorique.	0 00004
Silices ou Bisilicates	0 0030
Matières Organiques.	Traces
Nitrates Fluor	
Par Litre.	$0^g 0238$

SA RICHESSE EN GAZ

Acide Carbonique.	$4^g 6$
Oxygène	12 74
Azote et Argon	36 70

EXTRAITS & ANALYSE SUR L'EAU DE SAINT-MARTIAL

Par M. le Professeur Armand GAUTIER, de l'Académie de Médecine

Par sa pureté remarquable, l'Eau de SAINT-MARTIAL peut être placée en tête des meilleures Eaux de table.

Elle permet le lavage des **reins** et du sang et devient un des meilleurs adjuvants dans le traitement de la **goutte**, de la **gravelle**, des affections du **foie**, et, en général, de l'**arthritisme**.

ANALYSE CHIMIQUE PAR LITRE

Silicate de Soude.	0ᵍ 0112
— de Potasse	0 0007
Chlorure de Sodium.	0 0018
— de Magnésium.	0 0054
Sulfate de Chaux.	0 0013
Carbonate de Chaux.	0 0002
Oxyde de fer Manganèse.	0 0002
Acide Phosphorique.	0 00004
Silices ou Bisilicates	0 0030
Matières Organiques.	Traces
Nitrates Fluor	
Par Litre.	0ᵍ 0238

SA RICHESSE EN GAZ

Acide Carbonique.	4ᵍ 6
Oxygène	12 74
Azote et Argon.	36 70

SAINT-MARTIAL

EXTRAITS & ANALYSE SUR L'EAU DE SAINT-MARTIAL

Par M. le Professeur Armand GAUTIER, de l'Académie de Médecine

Par sa pureté remarquable, l'Eau de SAINT-MARTIAL peut être placée en tête des meilleures Eaux de table.

Elle permet le lavage des **reins** et du sang et devient un des meilleurs adjuvants dans le traitement de la **goutte**, de la **gravelle**, des affections du **foie**, et, en général, de l'**arthritisme**.

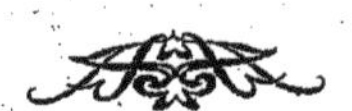

ANALYSE CHIMIQUE PAR LITRE

Silicate de Soude	0^g 0112
— de Potasse	0. 0007
Chlorure de Sodium	0. 0018
— de Magnésium	0 0054
Sulfate de Chaux	0 0013
Carbonate de Chaux	0 0002
Oxyde de fer Manganèse	0. 0002
Acide Phosphorique	0 00004
Silices ou Bisilicates	0 0030
Matières Organiques.	Traces
Nitrates Fluor	Traces
Par Litre	0^g 0238

SA RICH   GAZ

Acide Carbonique	4^g 6
Oxygène	12 74
Azote et Argon	36 70

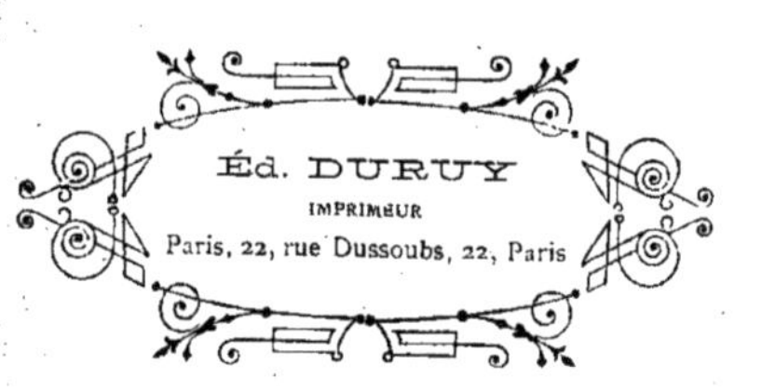

Éd. DURUY

IMPRIMEUR

Paris, 22, rue Dussoubs, 22, Paris

9 782013 625708